LE RADIUM

et ses

APPLICATIONS A LA MÉDECINE

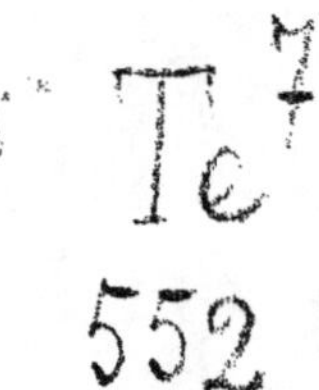

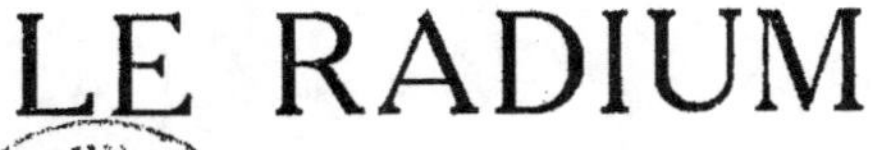

LE RADIUM

ET SES

APPLICATIONS A LA MÉDECINE

Par le Docteur Paul LAURENS

Membre de la Société franco-anglo-américaine contre le Cancer.

Vulgariser le vrai et l'utile.

ALBI
IMPRIMERIE COOPÉRATIVE DU SUD-OUEST
40, rue Séré-de-Rivières, 40

1921

PRÉFACE

Si le Radium n'était qu'un remède, il passerait peut-être comme le café. Il est plus et mieux. C'est accessoirement qu'on lui a découvert une action biologique et par suite un pouvoir guérisseur. Prévenons le public que M. et Mme Curie, grands savants, n'ont jamais possédé le diplôme de docteur en médecine et que leurs recherches et leur découverte du Radium ne furent en rien inspirées par le désir de guérir une clientèle.

La découverte du Radium marque dans l'histoire de la pensée une date mémorable. L'univers géologique que nous considérions jusque-là comme une création finie, se montre à nos yeux et surtout à notre intelligence sous un aspect tout différent. De cette matière inerte, des savants viennent de trouver des fragments en voie d'évolution : dans une trentaine de corps radio-actifs, dont l'un et le plus populaire est le Radium, la terre meurt et renaît. De l'Uranium meurt et renaît en Radium ; du Radium meurt et renaît en Emanation, et ainsi de suite par une série de décompositions. Toute cette évolution de la matière, en effet, est une suite graduelle de décompositions, étage par étage, de la molécule la plus complexe à celle qui l'est moins ; elle ne se fait jamais par synthèse, c'est-à-dire par accolement des molécules.

Ces transmutations des corps radio-actifs dégagent une énergie si puissante que certains savants ont voulu trouver en elles les forces jusqu'ici inconnues qui ont agi sur la masse géologique pour en provoquer les révolutions. Songez, en effet, que, tandis qu'un gramme de charbon en brûlant dégage 8,000 calories, un gramme de Radium en se désagrégeant produit 2,900,000,000 de calories, mais cette mise en liberté se répartit sur l'intervalle de 2,000 ans en moyenne que le Radium est supposé mettre à sa transformation. Quelle puissance féerique si l'homme parvenait à se saisir de ces forces vives, au lieu de constater, impuissant, leur lente libération, spontanée et immuable ; s'il parvenait, après avoir libéré cette énergie, à la discipliner et à l'utiliser à son gré !

Vus à la lueur de ces connaissances nouvelles, les corps radioactifs réservent à l'usage de l'Humanité future des utilisations bien plus merveilleuses que les utilisations thérapeutiques de l'heure actuelle. Mais, dans l'opuscule que l'on m'a prié de préfacer, ce n'est pas dans ce royaume magnifique de l'hypothèse scientifique que l'auteur conduit son lecteur. Il a voulu réaliser cette pensée que ce n'est jamais en vain qu'on appelle le peuple à discuter de ses intérêts. Comme le public est en effet le premier intéressé, il lira sans doute avec intérêt ces propos sur les résultats actuellement acquis dans le traitement de certaines maladies par les radiations du Radium et aussi sur les résultats qu'il faut escompter pour l'avenir, lorsque l'étude scientifique de ces substances aura permis un perfectionnement des techniques et lorsque leur usage aura perfectionné les techniciens. — Plaire aux profanes sans irriter l'épiderme des augures, quel rêve[1] !

Dr A. V. Rhöès,
De l'Université de Murcie.

1. Si vous avez une théorie..... c'est une arme, et les passants s'en effaroucheront vite. Cachez-la sous triple serrure, sinon vous êtes un homme dangereux, c'est-à-dire un homme en danger. (H. Taine, *Philosophes français.*)

AVANT-PROPOS

L'idée de cet opuscule est née des lignes suivantes :

« Autant les recherches sur la radio-activité sont techniques et compliquées, autant ses conclusions sont certaines, fondamentales, simples. C'est le devoir de tout homme cultivé de se rendre compte par lui-même de la portée de ces conclusions, car elles intéressent singulièrement la vie humaine. [1] »

Cet opuscule ne dit pas tout sur le Radium, pas même sur ses applications médicales : la matière est trop vaste et nécessiterait de longs développements d'exposition et de critique. On ne peut à la fois être bref et complet, il faut sacrifier bien des détails pour donner l'indispensable. Ces connaissances suffiront à répandre dans le public une notion vraie de cette nouvelle arme thérapeutique d'un si brillant avenir.

1. *Le Radium*, F. Soddy, professeur à l'Université d'Aberdeen, membre de la Société Royale de Londres.

LE RADIUM

et ses

APPLICATIONS A LA MÉDECINE

I

L'HISTOIRE D'UN GRAMME DE RADIUM

Comme tous les métaux, le Radium se trouve à l'état de combinaison dans les entrailles de la terre. Il est si intimement uni à un autre métal, le baryum, qu'aucune réaction chimique ne peut l'en séparer. Quoique le baryum ait été caractérisé et découvert vers 1808, son frère siamois le Radium ne dut sa découverte qu'à ses propriétés radio-actives, après que H. Becquerel eut découvert en 1897 les propriétés radio-actives de l'uranium.

Le Radium est répandu en proportions infimes mais à peu près égales dans tout l'univers. Il fait partie de la croûte rocheuse qui constitue l'écorce terrestre. On admet, à la suite de sondages effectués en divers points du globe, qu'il s'y trouve dans la proportion de 1 gramme pour un million de tonnes de roche. Cette ubiquité explique pourquoi les eaux thermales de l'univers possèdent presque toutes des propriétés radio-actives qu'elles ont acquises en traversant des terrains radifères, où elles dissolvent les produits de désintégration du Radium (qui sont deux gaz : l'hélium et l'émanation).

A cause de sa quantité minime relativement à la masse du sol, le Radium ne vaut l'extraction, au point de vue commercial, que là où il est uni à des minerais à usage industriel eux-mêmes assez abondants pour couvrir les frais d'exploitation. Aussi, quoiqu'il existe du Radium partout, son exploitation n'est possible qu'à titre de produit secondaire dans une entreprise minière. Jusque vers 1912, l'Europe fut seule à produire les quelques grammes de Radium que se disputaient les laboratoires scientifiques. La production commerciale commença vers cette époque de 1912, après la découverte au Colorado (Etats-Unis d'Amérique) de minerais radifères. Dans cette région, que les Montagnes-Rocheuses recouvrent de leurs contreforts avec leurs plateaux, leurs vallées, leurs gorges profondes ou cânons, toutes les richesses du sous-sol semblent avoir été réunies. A l'or, à l'argent, au plomb, à la houille allait s'ajouter le Radium, uni à une quantité suffisante d'uranium et de vanadium, pour donner naissance à une industrie nouvelle.

Sur une superficie de quelque cent kilomètres carrés s'étend une nappe de terrain argileux, tantôt étalé en couches minces, tantôt accumulé en poches profondes, formé de grains de sable agglomérés en cailloux, dont le ciment est précisément le minerai radifère appelé carnotite. La carnotite est un minerai riche en sels de vanadium et d'uranium, produit que l'industrie utilise. Elle contient, en outre, à l'état de sulfate ou de carbonate, les métaux qui accompagnent toujours le Radium, c'est-à-dire le plomb et le baryum.

La carnotite se décèle aux yeux des prospecteurs par son aspect jaune brillant couleur de soufre, soit qu'elle affleure la surface dénudée des plateaux, soit qu'elle forme une stratification au flanc de la vallée. En se guidant sur la veine brillante, les mineurs creusent avec des perforeuses ou en s'aidant de la dynamite de longues galeries de plusieurs centaines de mètres. Les débris de roche projetés sur le carreau de la mine sont broyés au marteau pour séparer la carnotite de sa gangue. Le minerai, entassé dans des sacs, est roulé au fond de la pente et, soit qu'on emprunte le cours du torrent, soit qu'on utilise des wagonnets, il est transporté à l'entrée de la vallée, où une station hydro-électrique fait marcher un moulin de concassage. Là, le minerai est broyé, lavé, réduit de volume, pour rendre plus facile et moins onéreux le transport à l'usine des traitements chimiques.

Ces traitements vont consister dans la mise en œuvre des procédés déjà connus de fabrication des sels de baryum, puisque l'on sait que tout le Radium du minerai restera indéfectiblement uni au baryum. Le résidu que laisse le traitement d'environ 1,000 tonnes de minerai est un sel cristallisé pesant 3 ou 4 grammes. C'est un chlorure double de Baryum et de Radium, qu'aucune action chimique ne pourra dissocier.

Les travaux d'usinage sont finis. Le sel double de baryum et de Radium est porté au Laboratoire des recherches, où va se faire la séparation. C'est à un procédé de physique que l'on aura recours, précisément celui que M. et Mme Curie employèrent lors de leurs premières recherches. Ce procédé est basé sur les différences du moment de cristallisation de sels dissous dont la densité est différente. Après une série de cristallisations des sels à l'état de chlorures, on les transforme en bromures plus solubles et les cristallisations recommencent. Le métal le plus lourd se précipitant le plus vite des solutions et le poids atomique du baryum étant 137, tandis que celui du Radium est 226, on arrive, par des décantations ou des évaporations successives, à obtenir dans la dix-huitième et dernière cristallisoire le sel pur de Radium : c'est du bromure de Radium hydraté ($Ra\,Br^2\,2H^2\,O$).

En définitive, ce qui reste de ce long travail, c'est une pincée de poudre représentant une quantité de 1 gr. 87 de bromure de Radium, équivalente à 1 gramme de Radium-élément.

Pour les emplois thérapeutiques, cette poudre sera, suivant sa destination, ou bien scellée dans des tubes en verre à l'usage des cliniques qui en extrairont l'émanation, soit tassée dans des tubes de platine par petites portions de 10, 5, 2 centigrammes ou moins encore. Ces tubes sont fermés aux deux bouts par brasure à la soudure autogène.

Avant d'être mis en vente, les tubes de Radium doivent recevoir l'estampille officielle; on les envoie donc au Bureau des mesures de New-York « Bureau of Standards ». Chaque tube reçoit un numéro et est accompagné d'un certificat qui indique ses caractéristiques et son dosage. Lorsque les sels de Radium sont mis en tube dans un atelier français, c'est l'Institut Curie, de Paris, qui délivre le certificat de dosage. De la sorte, tout acheteur aura la certitude et la garantie officielle qu'il possède bien la quantité de Radium qu'il a payée, quantité dosée avec une précision extrême, au 1/100e de milligramme.

Récapitulons maintenant.

Pour obtenir un gramme de Radium, il a fallu le travail pendant un mois de 200 ouvriers mineurs ou concasseurs, 150 ouvriers chimistes, 15 ingénieurs techniques. Pour en arriver à cette pincée de poudre, on a extrait du sol 4,000 tonnes de roches, broyé les 1,000 tonnes de minerai qu'elles ont données, employé aux travaux de transformation chimique environ 500 tonnes de produits chimiques, 1,000 tonnes de charbon, 10,000 tonnes d'eau. A la clarté de ces connaissances, il ne paraîtra plus extraordinaire que le prix d'un gramme de Radium, payé en or, sur place de New-York, soit aux environs de 120,000 dollars.

Depuis 1898, année de sa découverte, on peut admettre, en se basant sur des conjectures raisonnables, que la quantité de Radium produit jusqu'à l'heure actuelle dans l'univers ne dépasse pas 120 grammes. Sur ce total, les Etats-Unis en ont fourni environ 100 grammes.

II

LES ÉTAPES D'UNE DÉCOUVERTE

Radium ! Ce mot, mystérieux et émouvant, n'évoque-t-il pas en nous quelque lumineuse vision, aussi douce au cœur des malheureux que la lumière du jour pour qui renaît à la vie ? Or, dans la réalité, ce métal est le plus caché de tous les corps, et lorsque, péniblement extrait du minerai banal, il s'offre à nos yeux, il n'a pas le rayonnement radieux du soleil, il n'a même pas les rayons soyeux des étoiles : c'est par un effet du hasard qu'on a découvert cet invisible.

Une poussière plus précieuse que le diamant. — Soigneusement gardée dans l'armoire d'un laboratoire, une capsule en platine contient de la simple eau distillée tenant un sel de Radium en dissolution. Si l'on chauffe doucement la capsule, l'eau évaporée, il reste au fond un résidu terreux, une pincée de poudre semblable à du sucre roux, qu'un ignorant s'empresserait d'essuyer dans un geste instinctif de propreté. C'est là le Radium, ou plutôt le sel de Radium ($Ra\ Br^2\ 2H^2\ O$), puisque l'élément n'existe pas à l'état stable ; corps sans éclat et sans chaleur, qui n'attire pas l'œil, qui ne brûle pas les doigts, qui impressionne moins la vue d'un profane qu'un ver luisant brillant dans l'herbe.

Une révolution dans la science. — C'est cette poussière que M. et Mme Curie découvrirent il y a quelque 23 ans et les conséquences de ce fait nouveau apparurent telles de prime abord que ces deux savants auraient pu dire : « Ceci n'est plus une découverte, c'est une révolution. »

Le hasard dans les recherches scientifiques. — Cette découverte si inattendue ne pouvait être que l'effet du hasard. Pourtant, si un savant a mis la main sur le Radium comme un enfant qui joue à la main chaude saisit inopinément un partenaire, c'est que déjà tout avait été préparé par les progrès scientifiques pour que cette découverte ne pût être bien longtemps encore retardée. Le Radium « brûlait » déjà les chercheurs, lorsqu'un beau jour ses rayons invisibles marquèrent sur la plaque photographique la trace de leur passage et la preuve de leur existence. La science était arrivée jusqu'à la limite de l'inconnu, le hasard allait faire franchir cette borne. La physique avait atteint, à la fin du XIXe siècle, la crête d'une pente, d'où elle s'enorgueillissait de contempler le chemin parcouru ; d'un nouveau pas vers l'inconnu, le XXe siècle la trouve au bas d'une pente nouvelle, et l'ascension en offre de si belles promesses qu'un savant enthousiaste a cru y voir la route du paradis terrestre retrouvé. (Voir Fr. SODDY, *Le Radium*, traduction de M. A. Lepape.)

Les étapes d'une découverte. — Renan écrivait à Berthelot en 1873, après nos désastres : « Il faut que vous étonniez le monde par de nouvelles découvertes ; que vous attaquiez « l'atome » pour voir s'il est aussi « incorruptible » qu'on le croit ! » *(Dialogues philosophiques.* Préface.) Le Radium a fourni la preuve que l'atome n'est pas « incorruptible ». On l'a disloqué. Nous allons voir, dans l'exemple du Radium découvert et étudié, combien il est vrai que la science est internationale et combien ce serait diminuer la valeur de l'intelligence humaine que de lui créer des frontières.

Les rayons cathodiques. — En 1879, le savant anglais Willams Crookes, étudiant les effets d'un courant électrique puissant forcé de passer à travers une ampoule où l'on a fait le vide, démontre que l'ampoule s'illumine de lueurs phosphorescentes dues à la projection de corpuscules extrêmement tenus électrisés négativement : il les dénomma matière radiante ou rayons cathodiques ou électrons.

Les rayons X. — En décembre 1895, un savant allemand, Rœntgen, étudiant les rayons cathodiques, découvre une nouvelle espèce de rayons invisibles issus de l'ampoule de Crookes, capables de traverser les corps opaques, d'impressionner une plaque photographique, d'illuminer des substances dites fluorescentes, telles que le platino-cyanure de baryum : ce fut la découverte des rayons X.

La radio-activité. — En 1896, un savant français, Henri Becquerel, rechercha si les corps phosphorescents naturels ne produiraient pas, à l'instar de l'ampoule de Crookes, des rayons X. Il se servit pour ses expériences d'un minerai contenant de l'oxyde d'urane ou oxyde naturel d'uranium, sel qui donne au cristal de Bohême sa luminosité spéciale. Un minerai d'uranium fut placé sur une plaque photographique soigneusement enveloppée de papier noir et une pièce d'argent fut interposée entre les deux ; le tout fut apporté au soleil. L'auteur de l'expérience pensait que la phosphorescence développée par les rayons du soleil dans le minerai donnerait naissance à une radiation qui photographierait la pièce d'argent sur la plaque sous-jacente. Mais, le soleil ne s'étant pas montré, l'expérience fut considérée comme ratée et remise à plus tard. Cette « panne » de soleil allait faire découvrir la radio-activité. La plaque fut mise de côté dans l'attente d'une journée ensoleillée, mais, avant de recommencer l'expérience, elle fut développée et on eut la surprise d'y découvrir l'image bien venue de la pièce d'argent. Il y avait dans le minerai lui-même, en dehors de toute phosphorescence, des radiations qui, comme les rayons X et invisibles comme eux, traversent les corps opaques et impressionnent la plaque photographique. La radio-activité était découverte avant le Radium lui-même, les effets avant la cause.

Le Radium. — En 1898, dans le laboratoire du professeur Curie, Mme Curie recherchait, à la suite des travaux de Becquerel, la radio-activité des minerais les plus divers, à l'aide d'un appareil découvert par M. Curie, doué d'une très grande sensibilité. Elle rencontra un minerai qui émettait une radio-activité un million de fois plus grande que celle de l'uranium de Becquerel. M. et Mme Curie, mis en éveil, ayant reconnu par l'analyse que le minerai contenait de l'uranium, de la baryte, du plomb et du bismuth, corps peu ou pas radio-actifs, en conclurent qu'il devait s'y trouver un élément inconnu, à dose infiniment petite, caché au milieu des éléments connus. Puisque la matière à trouver était infime, il fallait porter son investigation sur d'énormes quantités du produit naturel. Le gouvernement autrichien mit à la disposition des deux savants une tonne du minerai, ou pechblende de Bohême. Ils firent en plus petit dans leur laboratoire la série des opérations que nous avons décrites pour l'exploitation industrielle, jusqu'au moment où il resta un résidu ayant exactement la radio-activité déjà reconnue dans le minerai total. M. et Mme Curie pouvaient annoncer au monde la découverte du bromure de Radium : ils en avaient obtenu cinq centigrammes ! Si, de quelques tonnes de minerai on avait extrait cette infime quantité, combien en contenait donc l'échantillon de pechblende qui révéla le premier l'existence du Radium ! Pour le comprendre, il faut savoir que, dans un laboratoire, avec les méthodes employées, on peut déceler la présence d'un cinquante millionième de milligramme de bromure de Radium. « Si l'on divisait actuellement entre tous les hommes vivant dans le monde 3 centigrammes de bromure de Radium pur, la portion incalculablement minime qui reviendrait à chacun de nous pourrait être très facilement mise en évidence, car sa seule présence suffirait à décharger l'électroscope à feuille d'or qui sert à identifier les sels de Radium [1]. »

Désintégration de l'atome. — A ces dates mémorables 1879, 1895, 1896, 1898, qui jalonnent les points saillants de la découverte, il faut en ajouter une autre. En 1903, un savant anglo-canadien, Sir Rutherford, faisait connaître sa théorie de *l'éclatement de l'atome* et faisait la preuve que l'atome, suivant l'expression de Renan, n'était pas « incorruptible ». Sir Rutherford démontra que la radio-activité, c'est-à-dire l'émission spontanée d'énergie, d'électricité, de chaleur et de lumière, par une substance minérale, était due à la « désintégration de l'atome », ce

1. F. Soddy, *Le Radium*. Paris, 1913 (traduction Lepape).

qui veut dire que, dans certains éléments naturels dits radio-actifs, l'atome chimique se délite, éclate en morceaux, donnant naissance à de nouveaux corps, avec mise en liberté de l'énergie latente. L'atome chimique, par définition indivisible, la plus petite quantité de l'élément simple est devenu aux yeux de la science un monde aussi complexe que le monde solaire et soumis aux mêmes lois d'attraction et de répulsion.

Vue générale sur le Radium et la radio-activité. — L'ensemble des recherches faites dans le monde entier sur la radio-activité nous a appris que le Radium n'est plus seul de son espèce, mais n'est que l'un des termes d'une série de substances en voie d'évolution : de l'uranium, qui met 8 milliards d'années pour évoluer jusqu'au terme final, le plomb (?), en passant par le stade Radium, et du thorium, qui met 30 milliards d'années pour aboutir au baryum (?) en passant par le mésothorium. Au milieu du monde minéral inerte et immobile, se trouvent des corps en « perpétuel devenir », qui, par des transformations « en cascades », se transmuent, lentement (des milliards d'années) ou vite (quelques secondes), en de nouveaux corps. Au milieu de la création définitive et finie, est une création qui poursuit inlassablement et invariablement sa marche. Cette évolution s'accompagne d'une mise en liberté de forces qui suffiraient à elles seules à expliquer tous les phénomènes géologiques dont l'univers a été le théâtre. Source inépuisable et spontanée de chaleur, de lumière, d'électricité et de vibrations spéciales, le rayonnement invisible du Radium recèle la plus formidable énergie qui se puisse concevoir.

Libérer et utiliser pour des fins immédiates l'énergie latente formidable qui maintient l'atome matériel en équilibre, énergie que la nature met des mille et des millions d'années à libérer, dans quelques-uns de ses éléments, les substances radio-actives, c'est l'idéal scientifique et ce sera l'œuvre d'un demain encore lointain.

Notions de radio-activité. — Le plomb, métal, est un corps *stable :* toujours, partout identique à lui-même. Un gramme de plomb sera un gramme de plomb jusqu'à la fin du monde, c'est du moins ce que nous pensons en l'état actuel de la science.

Le Radium, métal, est un corps *instable :* à chaque instant, non pas sa substance toute entière, mais une infime partie, se désagrège dans des proportions telles que, dans 2,500 ans environ, 1 gramme de Radium sera réduit à 1/2 gramme.

L'Emanation du Radium, corps gazeux, est un autre corps *instable.* Si nous enfermons de l'azote, gaz naturel de l'atmosphère, corps chimique simple, dans un flacon hermétiquement clos, nous retrouverons toujours de l'azote et toujours la même quantité, quel que soit l'intervalle de temps écoulé entre nos deux expériences. Si nous enfermons de l'Emanation dans un flacon hermétiquement clos, au bout de 4 jours, nous n'en trouverons plus que la moitié et, si nous attendons un mois pour effectuer ce dosage, nous n'en trouverons plus du tout. Dans 4 jours, l'émanation du Radium s'est désagrégée de moitié ; dans un mois, elle s'est désagrégée en totalité.

Cette désagrégation partielle mais continue, cette instabilité de substances simples qui n'est due à aucune action chimique ou physique, à aucune réaction d'un corps sur un autre, est la carastéristique des substances radio-actives dont le Radium est la plus *populaire*.

Cette désagrégation est dite « atomique » parce qu'elle a pour siège l'atome, c'est-à-dire la portion de substance qui théoriquement et réellement ne peut plus être divisée par des moyens chimiques. Cet atome, par définition indivisible, est, au contraire, un système matériel très compliqué : résistant, insécable dans les corps stables, il est, au contraire, en instance de brisure dans les corps instables des radio-actifs.

Cette brisure de l'atome radio-actif est spontanée, n'étant due à aucune force extérieure. Quant à la force interne, intra-atomique, qui rompt l'équilibre de l'atome et qui, parmi les milliards d'atomes dont est formé un centigramme de Radium, en fait désintégrer quelques millions, régulièrement, chaque seconde, avec la même vitesse immuable, inlassablement d'une année à l'autre et d'années en années, avec une énergie que rien ne diminue ; cette force inconnue constitue le grand mystère.

Il est évident qu'un atome de Radium qui se brise n'est plus du Radium, qu'un atome d'émanation qui se brise n'est plus de l'émanation. Mais ni l'atome de Radium ni l'atome d'émanation « désintégrés » ne sont anéantis ; le Radium ne s'use pas, comme la question en est souvent posée ; il se transforme. Cet atome se brise en deux parties : l'une, qui est expulsée violemment et dont on suit le vol sous le nom de rayon α, est un atome d'hélium ; l'autre partie, qui reste incluse dans la masse, est un nouveau corps radio-actif appelé Emanation du Radium. On voit ainsi qu'un atome solide (Radium) donne naissance à deux atomes gazeux : hélium et émanation.

L'atome d'émanation, à son tour, va subir la même transformation ; il se brisera en deux parties, dont l'une, expulsée avec violence, est encore un atome d'hélium ou rayon α, et dont l'autre est un atome liquide dit Radium A, etc., etc. En un mot, tous les corps radio-actifs dérivent les uns des autres, c'est ce qu'on a voulu signifier par le terme de « filiation des corps radio-actifs » ; on a dit encore que la « désagrégation se fait en cascades » ou par degrés, pour rappeler que l'on passe d'un corps radio-actif au suivant par une perte de substance à chaque fois répétée et toujours la même.

On connaît environ 35 corps radio-actifs, formant trois

familles distinctes : la famille de l'Uranium, où se trouve le Radium ; la famille du Thorium, où se trouve le Mesothorium ; la famille de l'Actinium.

La désagrégation atomique de ces corps est plus ou moins rapide et varie dans des limites invraisemblables de milliards d'années à quelques minutes.

Dans le tableau ci-joint, on peut suivre la « filiation des corps radio-actifs » et la « désintégration en cascades ». Chaque terme conduit au suivant après qu'il a expulsé un atome d'hélium qu'on désigne par la lettre grecque α *(alpha)* ou un atome d'électricité négative (ελεκτρον) désigné par la lettre β *(bêta)*. On voit aussi la notation γ *(gamma)* pour indiquer non plus l'expulsion d'une particule de matière, mais une vibration de l'éther provoquée par la vitesse d'expulsion de la particule β.

Le voyage de l'atome. — En consultant le tableau ci-joint, nous pouvons suivre à travers les âges le voyage d'un atome. Ainsi, cet atome de plomb inerte fut, il y a 8 milliards d'années, un atome d'uranium. Dans ses transformations successives, il est devenu de moins en moins lourd, puisque, dans 8 passages successifs, il a perdu 8 atomes d'hélium, dont le poids atomique est 4; de 238 unités (uranium) il est tombé à 206 ($4 \times 8 = 32$). Mais, au long de ce parcours, il a été successivement ionium (corp connu) pendant 145,000 ans, Radium pendant 2,400 ans; émanation de Radium pendant 5 jours, dépôt actif pendant une centaine de minutes et polonium pendant 196 jours.

De même, nous pouvons supposer que l'atome d'uranium qui partirait actuellement pour subir sa désintégration mettrait 8 milliards d'années pour devenir plomb en passant par le stade Radium. Et ainsi s'échelonnent, à travers les âges et à chaque minute de la durée, des désintégrations infinies; ainsi s'explique que du Radium se décompose et que du Radium se reforme, et qu'il existe encore du Radium à l'heure actuelle quoiqu'il s'en désintègre continuellement depuis le commencement du monde.

III

CE QUI SE PASSE DANS UN TUBE A USAGE MÉDICAL CONTENANT UN SEL DE RADIUM

Voici un petit tube de Radium pour l'usage médical, c'est-à-dire un petit tube de platine long de 23 millimètres, ayant 2 millimètres de diamètre extérieur, dont les parois ont une épaisseur de 0,5 mm. et qui pèse 1 gr. 50. Dans la lumière de ce tube, on a tassé avant de le braser hermétiquement, 27 milligrammes de Radium-élément, c'est-à-dire 50 milligrammes de cette poudre déjà décrite qui est du bromure de Radium hydraté ($Ra\,Br^2\,2\,H^2\,O$). Du jour où du Radium a été enfermé dans le tube, il a commencé à se désagréger. Donc, à ce moment-ci, ce tube ne contient plus seulement du Radium mais la quantité d'émanation et de dépôt-actif qui se sont formés depuis son inclusion et qui sont restés inclus dans les molécules du sel radio-actif. Il se produit donc à l'intérieur du tube un travail continu de désagrégation atomique. Ce travail peut se mesurer, comme tout travail, par la chaleur dégagée. Si on mettait ce tube de Radium dans un litre d'eau contenu dans une bouteille thermos pour empêcher le refroidissement par vection, au bout de 20 jours, l'eau serait portée à l'ébullition (approximativement). Autrement dit, on a mesuré que 30 milligrammes de Radium dégagent 3 calories par heure, spontanément, sans intervention d'aucune force extérieure, par la simple énergie de désagrégation. Pendant environ 2,000 ans, il se dégagera à chaque heure 3 calories. A un autre point de vue, on a calculé que les 30 milligrammes de Radium tassés dans le tube de platine se composent vraisemblablement d'environ cinquante millions de trillions d'atomes dont mille millions environ se désintègrent chaque seconde. Le même travail de transformation se poursuit dans tous les produits successifs (émanation et radio-activité induite). Cette expulsion loin du corps radio-actif de millions de particules ou d'ondes vibratoires est appelée rayonnement du Radium. Ce rayonnement ne frappe ni notre œil ni notre oreille; rien n'est apparent de ce travail et de ce bombardement formidables de l'espace environnant. Il a fallu de savantes recherches pour les mettre en évidence et pour déterminer les caractéristiques de ces radiations.

La Famille de l'Uranium

NOMENCLATURE	POIDS ATOMIQUE		DUREE DE LA VIE MOYENNE
Uranium I	238	α	8.000.000.000 ans
Uranium X_1	234	β	35 jours
Uranium X_2	234	β	30 jours
Uranium II	234	α	3.000.000 ans
Ionium	230	α	145.000 ans
RADIUM	226	α	2.400 ans
ÉMANATION	222	α	4 jours
Radium A	218	α	Dépôt actif à évolution rapide 28 minutes
Radium B	214	β	
Radium C	214	$\beta + \gamma$	
Radium D	210		Dépot actif à évolution lente 190 jours
Radium F (ou Polonium)	210		
Plomb	206		

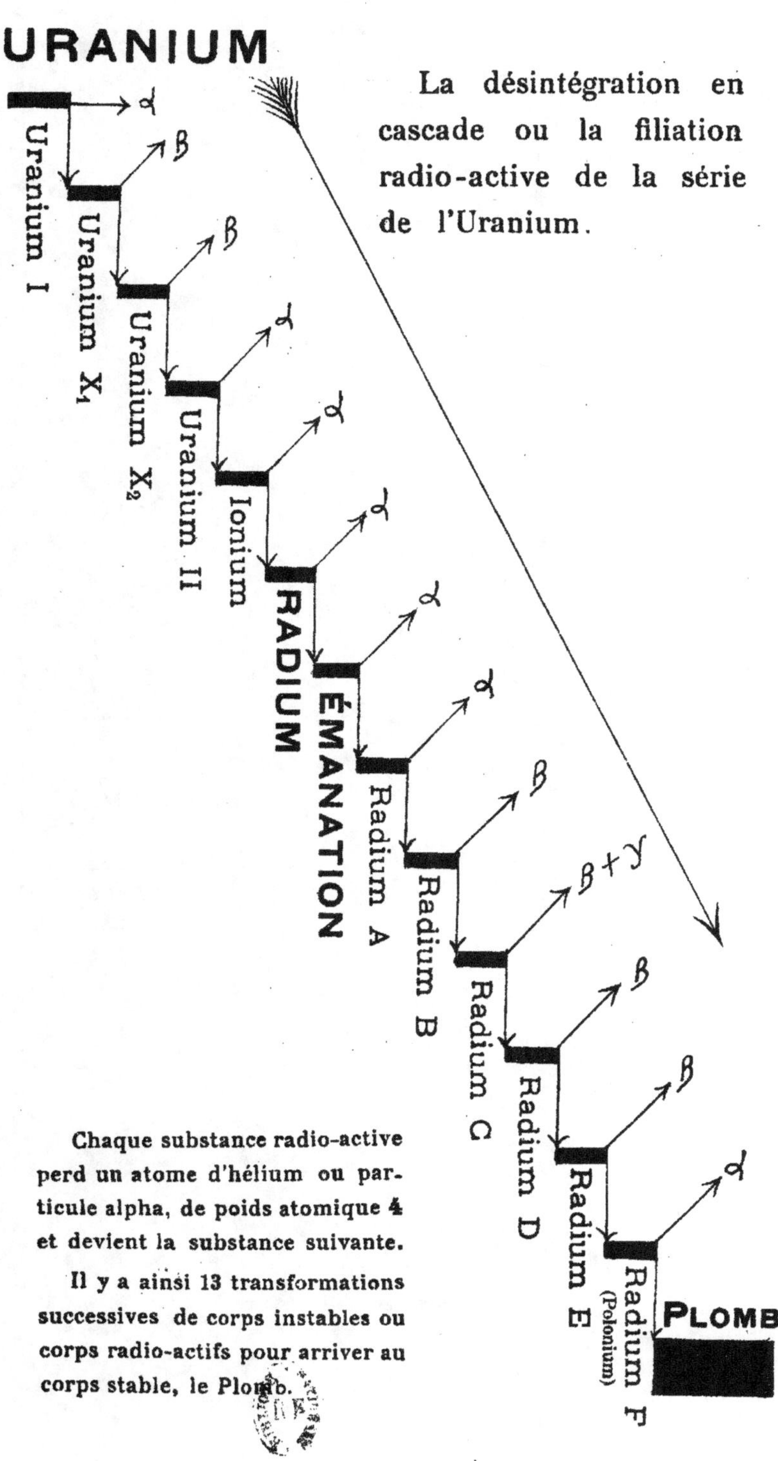

La désintégration en cascade ou la filiation radio-active de la série de l'Uranium.

Chaque substance radio-active perd un atome d'hélium ou particule alpha, de poids atomique 4 et devient la substance suivante.

Il y a ainsi 13 transformations successives de corps instables ou corps radio-actifs pour arriver au corps stable, le Plomb.

Le rayonnement du Radium et de ses dérivés. — On a divisé ces radiations en trois groupes qu'on a désignés sous les noms de rayons *alpha* (α), rayons *bêta* (β), rayons *gamma* (γ).

Les rayons *alpha* comprennent 90 % environ du rayonnement total. Ils sont constitués par des atomes d'hélium électrisés positivement, et sont expulsés à la vitesse de 18,000 kilomètres à la seconde. Les 50 milligrammes de Radium en émettent environ 80,000 billions par seconde. Ces rayons sont si facilement arrêtés dans leur course qu'ils ne peuvent guère sortir du tube ne pouvant traverser ses parois métalliques.

Les rayons β sont des particules d'électricité négative ou électrons beaucoup plus ténus que les rayons α, lancés à la vitesse de 20,000 à 100,000 kilomètres à la seconde. Notre tube doit en émettre environ 15,000 billions à la seconde, mais, quoique leur pouvoir de passer à travers les substances épaisses soit 100 fois plus grand que le pouvoir de pénétrabilité d'α, il n'en sort guère du tube que 1/10e.

Les rayons γ ne sont plus des particules matérielles, mais une vibration de l'éther due à la vitesse d'expulsion des rayons β. Ils sont lancés à une vitesse de 300,000 kilomètres à la seconde, ils ne constituent que le 100e de la radiation totale, mais, comme ils sont assez pénétrants pour traverser jusqu'à une épaisseur de plomb de 15 centimètres, ils passent tous à travers le métal du tube. En définitive, ce qui sort sous forme de rayons des tubes de platine n'est que la radiation γ.

En un mot, du tube de platine contenant 50 milligrammes de Radium, il sort par seconde environ 1 billion de radiations γ qui se répandent dans l'air environnant à la vitesse de 300,000 kilomètres à la seconde.

Récapitulons ce qui se passe devant nous, invisiblement, dans ce tube de 50 milligrammes de sel radio-actif. Il existe dans son intérieur un complexe de Radium, d'émanation et de dépôt-actif. Chaque seconde un peu plus de mille millions de rayons sont expulsés de la masse ; mais 95 % de ces rayons sont retenus dans le tube ou dans ses parois (ce sont les rayons α et β, qui ne peuvent traverser les parois denses). Les 5 % restant, composés de quelques rayons β ou rayons pénétrants et de la totalité des rayons γ ou rayons ultra-pénétrants, soit le 5 % de la radiation totale, se répandent dans l'atmosphère à la vitesse de 300,000 kilomètres à la seconde. Si l'on a placé ce tube au contact de la peau, ces radiations vont la pénétrer, de telle sorte que l'action des rayons β se fera sentir à 1-2 centimètres de profondeur, l'action des rayons γ à 7 à 9 centimètres de profondeur.

IV

LE RADIUM ET SES APPLICATIONS A LA MÉDECINE

Le Radium s'impose à nous par un bienfait immédiat : c'est un remède merveilleux à des maladies incurables. Il a été nommé par un de ses partisans convaincus : « Un bienfait social. » Parmi tant de maladies qui trouvent ou qui trouveront bientôt dans l'action des radiations le soulagement ou la guérison, il en est deux qu'il faut signaler avant toutes : le cancer et le fibrome.

Cancer et Radium. — Trente-cinq mille cancéreux, en France, pourraient se répéter chaque soir la sombre salutation : « Frères, il faut mourir ! » Car c'est ce chiffre de 35,000 personnes que, d'après les statistiques, le cancer tue chaque année.

Et parmi nous, qui nous croyons en bonne santé, quels sont ceux que le mal guette ! Sans nous laisser effrayer par le lugubre calcul des probabilités, calculons nos mauvaises chances. — « Le principal ennemi de l'âge moyen de la vie et au delà, c'est le cancer ! Une femme sur onze, un homme sur treize, passé quarante ans, meurent d'un cancer » (I. W. Mayo, discours présidentiel, congrès de Chicago 1919). — « Passé 40 ans, sur 32 femmes, il en meurt une du cancer de l'utérus » (H. C. Taylor, Baltimore). — « La mortalité par cancer a plus que doublé en trente ans ; chaque année il disparaît en moyenne 8 personnes sur 10,000 des suites d'un cancer » (Prof. Hartmann, Paris).

S'il nous fallait assister impuissants à cet accroissement du mal, si nous devions toujours sentir peser sur nous cette inexorable menace, comme jadis pesait sur l'humanité le joug des fatalités antiques, combien d'entre nous n'auraient qu'à s'incliner résignés devant l'arrêt du destin, n'ayant qu'un sourire amer pour les vaines prétentions de la Science : *Edamus et bibamus, cras enim moriemur !*

Mais une lueur d'espoir est née vers laquelle peuvent lever les yeux les victimes du cancer, traînée lamentable qui a jusqu'ici jonché de ses morts les routes de l'humanité, lugubre cohorte des condamnés aux plus douloureux supplices. Il serait prématuré, inexact et cruel de donner un espoir sans limites : entre nos mains insuffisamment expertes, le Radium n'est jusqu'à ce jour qu'un « remède local » qui ne guérit le cancer qu'à la période, si courte et si facilement inaperçue, où il est encore une maladie localisée. Nous ne savons pas le faire agir à la façon d'un sérum ou d'un remède spécifique qui, introduit dans l'organisme à doses suffisantes, tue le germe du mal. Jusqu'à présent, le Radium, pour être efficace, doit être porté au contact de la tumeur que l'on veut détruire. Ce que fait le chirurgien lorsque d'un bistouri de plus en plus hardi il tranche dans les chairs au plus loin de la tumeur pour l'enlever avec tous les germes s'il est possible, le Radium le fait à moins de frais. Avec nos procédés actuels d'application, et dans l'état actuel de la science radium-thérapique, il ne faut pas considérer le Radium comme analogue dans son action au sérum de Roux dans la diphtérie, analogue au 606 dans un autre fléau social. Ses radiations γ, pénétrant à travers les tissus à une profondeur de 5 à 7 centimètres, vont détruire les cellules pathologiques et laissent intactes les cellules normales. Au milieu des tissus sains, qu'il respecte (aux doses appropriées bien entendu), le Radium va atteindre, pour les détruire dans leur gîte, les tissus atypiques, les tissus néoformés : il choisit ses victimes ; lui aussi, il reconnaît les siens. Mais malheureusement son pouvoir est limité à la zone que ses radiations peuvent atteindre. Il reste donc deux souhaits à réaliser pour que cette aube d'espérance qui s'est levée sur le champ de bataille où se continue la lutte, jusqu'ici trop inégale, de l'humanité contre les fléaux sociaux, devienne un soleil de victoire: des malades bien renseignés et bien dirigés qui s'offriront aux soins radio-actifs le plus près possible du début de la maladie; des méthodes nouvelles plus puissantes qui permettront aux radiations d'agir plus en profondeur et de se diffuser dans l'organisme pour atteindre les germes dans l'intimité des tissus.

L'action biologique du Radium. — Les principes généraux qui règlent les lois de la physique et de la biologie sont ici seuls en œuvre. Que le lecteur patient et qui ne craindra pas trouver trop dure à ses dents la matière éburnée et calcaire où toujours la « substantifique moëlle » s'enveloppe me permette de le conduire dans les domaines un peu ardus du cancer et de la radio-activité.

Les radiations γ du Radium ou rayons ultra-pénétrants ont la propriété de traverser les corps opaques, et on les retrouve au delà d'une épaisseur de plomb de 22 centimètres ; c'est tout au moins jusque-là que nos moyens actuels d'investigation nous permettent de les identifier. A travers les tissus vivants, leur pénétrabilité ne dépasse pas 7 à 9 centimètres. Ces radiations γ, analogues aux rayons lumineux et aux rayons X, sont des vibrations de l'éther propagées à la vitesse de 300,000 kilomètres à la seconde. La pénétration par une vibration aussi rapide de la matière vivante, qui elle aussi est mouvement, ne saurait la laisser indifférente. La matière vivante réagit à cette action. Si la dose des vibrations absorbées par les tissus ne dépasse pas en quantité et en durée une certaine limite, il se produit au sein des tissus vivants un effet de stimulation :

la cellule vivante prolifère vigoureusement, les tissus s'accroissent; mais, si la quantité absorbée augmente ou si son action se prolonge, un moment arrive où à la suractivité succède l'épuisement, le mouvement cellulaire s'arrête, les tissus sont frappés de mort.

Or, la résistance cellulaire aux vibrations γαμμα est très variable suivant la nature du tissu et surtout suivant l'origine de l'élément vivant; c'est ainsi que la dose de γ qui sera suffisante pour tuer les cellules vivantes d'une tumeur ne produira que des effets stimulants sur les cellules normales. Tout le secret de l'action du Radium est là : employer la dose suffisante pour tuer les cellules atypiques de la tumeur et pour stimuler la cellule normale des tissus; ne pas atteindre la dose mortelle qui tuerait indistinctement tissu sain et tissu malade. Toute la technique de la radiumthérapie tient dans ces desiderata, et cette technique est délicate, très délicate, je le sais. Aussi ne puis-je m'empêcher de frémir lorsque j'entends dire que tel médecin ou tel chirurgien non spécialisés, inconscients par ignorance ou ignorants avec inconscience, ont fait une application de Radium. La radiumthérapeutique sera une stricte spécialisation, ou mieux vaut qu'elle ne soit pas. On voit donc comment une dose connue de Radium, mise en présence d'une tumeur, guérit l'organisme de cette tumeur en la détruisant sans détruire les tissus sains, ceux-ci étant, au contraire, stimulés. Si le cancer était une tumeur localisée, on pourrait donc dire que le Radium guérit le cancer, parce qu'il a détruit la tumeur cancéreuse.

Notions sur le Cancer. — L'organisme normal est une colonie de cellules *typiques, plastiques, orientées.* A une certaine période, en un certain point de l'organisme, apparaît, — pourquoi? nul ne le sait encore, — une cellule *atypique, désorientée, anarchique.* C'est le bolchevisme cellulaire qui entre en action, c'est un cancer qui se développe : cette insurrection contre l'ordre et l'harmonie physiologiques présentera tous les caractères de l'insurrection dans l'ordre social. D'abord, l'exubérance créatrice : le cancer se développera avec une vigueur insolite, il poussera en tous sens des bourgeons, sans respect pour les barrières qui séparent les organes ou les tissus normaux; en deuxième lieu, la tendance à l'invasion : des germes se détachent de la masse et vont essaimer dans les tissus voisins ; en troisième lieu, l'exportation : des parties détachées du cancer, envahissant les vaisseaux lymphatiques, seront transportées bien loin du lieu de naissance et se développeront à leur tour là où le hasard les aura fixées; enfin, dernière analogie, cette tumeur anarchique va donner la mort à l'organisme où elle s'est développée.

Il y aura donc dans l'évolution du cancer plusieurs périodes : une période de formation : la tumeur est localisée; une période de dissémination : la tumeur a détaché quelques-uns de ses germes dans les tissus voisins; une période de colonisation : les germes sont allés très loin vivre de leur vie propre et faire du cancer; enfin, une période terminale au cours de laquelle l'organisme ne succombe pas au développement sur place de la tumeur, quelles que puissent être l'étendue et la profondeur de ce développement. La cause de la mort est l'imprégnation de l'organisme par les poisons que le cancer élabore. Tel cancer peu développé en apparence tue très vite par ses toxines; tel autre, qui a détruit une grande zone de tissus, est compatible avec une longue survie (5, 10, 15 ans).

Quelle est donc maintenant la situation du Radium par rapport au cancer?

Partout où le Radium atteindra, en quantité suffisante, la cellule cancéreuse, il la tuera. Si la quantité de Radium mise en œuvre était insuffisante, il se produirait au contraire une stimulation de la vitalité cellulaire cancéreuse. Tant que le cancer sera une tumeur localisée, ou peu diffusée, les radiations en auront raison. Dès que le cancer sera diffusé au loin et aura colonisé dans des organes éloignés, la guérison du malade ne sera plus possible; car, après que la tumeur-mère aura été détruite par le Radium, donnant ainsi l'illusion de la guérison, il restera, ailleurs et hors d'atteinte, des colonies cancéreuses qui vivront pour leur propre compte et se développeront rapidement. Il y a donc un moment où le Radium guérit le cancer, un moment où il ne peut plus apporter qu'une amélioration, un moment, enfin, où il est impuissant. Or, jusqu'à ce jour, il est à regretter que ne se soient présentés à la thérapeutique radio-active que des cas très avancés. Le Dr Ernest-Charles Samuel, dans son rapport au troisième congrès de la Société Américaine du Radium, déclare : « Il n'y a pas de doute que la vaste publicité faite sur les faits du Radium a été de quelque utilité en poussant les malades à consulter plus tôt le médecin, mais je suis au regret de dire que le corps médical américain mérite un large blâme pour les cas sans espoir et inopérables que je vois journellement. Les quatre-vingts pour cent des malades qui viennent chez moi sont à la période inguérissable. » (*In Radium Magazine*, Pittsburg, vol. XV, may 1920.) Mais dans ce cas même où le radiumthérapeute découragé se sentirait porté à refuser ses soins, car il sait que ses échecs lui seront âprement reprochés, dans ce cas même les bienfaits du Radium ne sont pas négligeables. Voici, par exemple, une statistique publiée par le Dr O. Kelly, de Baltimore, gynécologue très connu, qui a remplacé le bistouri par le Radium. Il a soigné, de 1909 à 1915, 213 cas de cancer de l'utérus, rangés tous dans la catégorie des cas dits inopérables, sur lesquels il note 57 guérisons, 109 améliorations, 47 insuccès; — soit : guérisons, 25 %; améliorations, 53 %; insuccès, 22 %.

Dans ces états si graves où la morphine était jusqu'ici la seule ressource afin que, puisqu'il fallait mourir, il fût possible au moins d'arriver au tombeau sans d'atroces souffrances, on rencontre donc, parmi les personnes qui ont été soumises au Radium, un pourcentage assez élevé de guérisons. Même lorsqu'il ne guérit pas, le Radium apporte aux malades un inappréciable bienfait : la disparition de la tumeur, la cessation des hémorragies, de la suppuration, et surtout des douleurs. C'est l'acheminement insoupçonné vers la fin avec l'illusion de la guérison.

Pour résumer cette longue causerie, je dirai au public : le cancer est fréquent, de plus en plus fréquent ; passé l'âge de 40 ans, toute tumeur est suspecte, toute déviation dans les fonctions physiologiques est suspecte. Par exemple, si un homme a des pertes sanguines par l'anus, qu'il ne se tranquillise pas en disant : ce sont des hémorroïdes ; qu'une femme ne pense pas toujours, en présence de quelque anomalie fonctionnelle, que c'est le retour d'âge. Allez vite vers un médecin et exigez un examen sérieux et complet. Je dirai aux médecins : n'ayez pas le scepticisme primesautier et pseudo-scientifique, croyez que le Radium guérit, qu'il guérit le cancer localisé, qu'il guérira vos cancéreux si vous prenez soin de rechercher les moindres signes de dépistage du cancer au début et si, sans perdre de temps, vous acheminez votre malade vers le Radium.

Actuellement, les médecins, suivant en cela le pli donné à l'Ecole, se conformant, hélas ! à l'enseignement officiel, en présence d'un cancer, ont une phrase automatique, réflexe : Courez vite vous faire opérer. Quelques-uns ajoutent : « Faites-vous enlever le mal, sinon le mal vous enlèvera. » Ce sont là des phrases malheureuses. Le malade, qui sait les dangers opératoires, les récidives après l'opération et les mutilations qui en sont parfois le prix, gardera son mal sans plus vouloir se consulter, jusqu'au jour où il sera effrayé par ses progrès. Mais si, médecins, vous dites à vos malades ce qui est la vérité : un traitement existe, qui n'est pas opératoire, traitement sans danger, sans douleur et efficace, ce malade ira sons hésiter au Radium et il sera guéri parce que soigné au début.

Voilà sous quelle forme doit être entreprise la croisade contre le cancer.

Un médecin génial, mort récemment, grand savant dont notre époque a presque ignoré le nom, mais qui survivra comme un créateur lorsque depuis longtemps auront sombré les renommées d'aujourdhui dans le gouffre d'oubli où la Médiocrité noie indistinctement les Illustrations d'une heure, le Dr Dominici, un Français, créateur de la radiumthérapie, écrivait, il y a quelque dix ans, cette phrase toujours vraie : « Source intarissable de chaleur, de lumière, de vibrations, le Radium est un de ces corps dont l'utilisation médicale *peut sembler précieuse* à ceux qui l'ont mis en jeu, *tout à fait chimérique* à ceux qui n'en ont point usé. » Encore aujourd'hui, dix-huit ans après les premiers essais d'utilisation du Radium comme traitement médical, des médecins, dont quelques-uns faisant figure de savants, déclarent d'un ton sans appel que la radiumthérapie est une chimère et un danger.

Ces affirmations à priori sont jugées à leur juste valeur par tout esprit averti qui demande à un jugement d'être basé sur des faits étudiés avec un juste sens critique, mais elles peuvent faire impression sur des esprits simples. Je considère comme coupables ceux qui affirment ainsi à la légère, car ils éloignent de la guérison des malades qui deviennent incurables ou qui se soumettent à des traitements dangereux. Aussi leur conseillerai-je de méditer les paroles de l'Evangile : « Malheur à vous, docteurs de la loi, qui tenez dans vos mains les clés de la science ! — Non seulement vous n'entrez pas, mais vous éloignez ceux qui auraient voulu entrer. »

La radiumthérapie des fibromes. — Pour des médecins — *qui n'ont pas vu* — y a-t-il rien de plus chimérique que prétendre guérir un fibrome de la grosseur d'une tête d'adulte par l'action de deux ou trois petits tubes contenant du Radium, longs de 2 centimètres, larges de 3 millimètres? C'est pourtant l'exacte réalité, et ici je veux m'appuyer, non sur mes chétives affirmations, mais sur celles de célébrités médicales, des auteurs de poids.

Opinion de M. J.-L. Faure, professeur de gynécologie à la Faculté de Paris, d'après un extrait du compte rendu de la séance du 9 février 1920 de la Société d'obstétrique et de gynécologie :

« La curiethérapie, affirme le professeur Faure, ne lui a donné que des succès remarquables par leur rapidité, leur constance et par la réalisation complète de la guérison. » Il cite le cas d'une malade qui présentait un état général des plus graves, dû à un volumineux fibrome atteignant l'ombilic et qui, à la suite de deux applications de Radium, s'améliora rapidement en même temps que l'utérus diminuait de volume au point de revenir à des dimensions normales. Pour fixer son impression par des chiffres, M. Faure note que, « par les moyens chirurgicaux, il y a 3 à 5 pour cent de mortalité, mais, par contre, on obtient 95 pour cent de résultats bons immédiats et définitifs; par la curiethérapie, il n'y a pas de mortalité, mais il faut compter 20 pour cent d'échecs. »

Communication du professeur J.-L. Faure à la Société de chirurgie (séance du 14 janvier 1920) :

« Depuis cinq ans, j'ai fait traiter presque tous les fibromes que je jugeais justiciables d'un traitement radiothérapique par des applications de Radium. Tous les malades que je confiai au

Dr Chéron furent guéris sans incidents, je ne connais que des succès, je n'ai eu jusqu'à présent ni un incident, ni un échec. »

Dans la même séance, le professeur Tuffier prononçait les paroles suivantes :

« En somme, le Radium et la radiumthérapie sont incontestablement efficaces dans le traitement des fibromes utérins non calcifiés, ils suppriment les hémorragies, diminuent le volume des tumeurs : ces résultats sont acquis d'une façon définitive. » Et il ajoutait : « Cette question de thérapeutique des fibromes par les matières radiantes a été étudiée et presque résolue — à l'étranger. En 1918, le Congrès gynécologique américain a rapporté des faits très nombreux de radiothérapie (traitement par les rayons X) et discuté leur valeur, il a abordé et traité la question de l'emploi du Radium dans ces tumeurs. De l'ensemble de la discussion, il ressort que le Radium donne des résultats meilleurs et *constitue le traitement de choix*... Nous ne pouvons, à propos de cette application, que déplorer la situation de la chirurgie française, dépourvue de cet agent précieux. Si quelques établissements particuliers en possèdent pour traiter quelques malades privilégiés, les hôpitaux en manquent presque totalement. C'est là une situation angoissante pour les médecins et lamentable pour les malades. »

Tout le monde peut lire cette communication et celles qui l'ont suivie ou précédée dans les *Bulletins et Mémoires* de la Société de chirurgie de Paris, n° du 20 février 1920, compte rendu de la séance du 14 février 1920.

Après des affirmations aussi peu ambiguës, il n'est pas besoin de traduire à l'usage du lecteur les témoignages aussi précis des médecins étrangers. Si j'ai cité ces paroles, c'est que, lancées à la tribune la plus qualifiée pour porter sur le public et par des maîtres éminents et incontestés de la chirurgie française, personne ne devrait les ignorer et n'en pas tenir compte.

En manière de conclusion, je dirai : l'ère des brutalités contre le corps féminin est close ; la femme ne doit plus être « corvéable et taillable » à merci. Dieu a dit : « Tu enfanteras dans la douleur! » Mais la misérable nature a renchéri sur la malédiction de Dieu, puisque ce que l'on a appelé la « grossesse de la femme stérile », le fibrome, se terminait et se termine trop souvent encore dans les transes, la mutilation et les dangers opératoires. Mais il faut que cela prenne fin. Les résultats du traitement des fibromes utérins par le Radium sont remarquables : le pourcentage des guérisons obtenues est de 65-95 pour cent; la mortalité se chiffre par zéro. Médecins et chirurgiens ne sont pas possédés à ce point du « prurigo secandi » ou « sadisme opératoire », qu'ils ne déposent les armes dès que le temps aura modifié leurs réflexes physiques et mentaux et assis leur conviction. Un nombre très restreint de fibromes restera l'apanage du chirurgien : ceux, par exemple, qui, ayant subi la transformation gangréneuse, nécessitent une intervention urgente et d'action rapide pour éviter l'intoxication de l'organisme ; ceux qui s'accompagnent de lésions inflammatoires de voisinage. Je ne parle pas des kystes ovariens ou des poches purulentes prises pour des fibromes et pour lesquels un traitement par le Radium serait de nul effet ; ce n'est là qu'erreur de diagnostic dans laquelle il ne faut pas s'engager, mais surtout ne pas persévérer.

Il est utile, et il est conforme à la plus stricte honnêteté, de proclamer que la radiumthérapie est inoffensive, que ses dangers n'existent que dans l'esprit de ses détracteurs, à moins, faut-il ajouter, que le Radium, ce remède si actif, ne soit manié par des mains inexpertes, ne soit appliqué par un médecin dépourvu d'éducation scientifique, de sens clinique et de technique. A ce point de vue, il faut hautement se féliciter du prix élevé du Radium. S'il était aussi facile de s'en procurer qu'il est facile de se procurer un bistouri, s'il pouvait se trouver placé entre les mains de n'importe quel présomptueux... quel désastre, Monseigneur ! « Dieu fit bien ce qu'il fit » et pensa sans doute à tous les « Garos » de la médecine passés, présents et à venir, lorsqu'il se contenta de répandre seulement 1 gramme de Radium au milieu d'un million de tonnes de roches.

Le fibrome est sorti du domaine chirurgical, il n'y doit rentrer que par quelques-unes de ses complications les plus rares. Il en est ainsi — à l'étranger. En France, nous avons le temps d'y arriver. Femmes, médecins et chirurgiens ont encore un faible pour le bistouri : on est traditionalistes !

Quelques autres applications du Radium. — « La justice, dit un mot historique, rend des arrêts et non pas des services. » Le Radium, lui, rend des services, de grands services, et il redresse des arrêts : il redresse l'arrêt de mort qui était porté jusqu'ici dans toute affection cancéreuse, l'arrêt de mort suspendu sur la tête de toute femme atteinte de fibrome.

Mais là ne se limite pas son action thérapeutique. Longue est la liste des affections pathologiques où il a été essayé et où il est resté le remède le meilleur.

Maladies de la peau. — Parmi les maladies de la peau, il n'en est pas de plus désespérante que le *lupus* de la face. Cette affection à marche inexorable, fréquente dans l'adolescence, mais qui peut survenir à tout âge, ulcère les joues, ronge le nez et, ne tuant pas, rend la vie insupportable.

Contre lui, tout a été essayé avec des résultats souvent nuls, toujours médiocres. Ici encore, le Radium fera merveille. Je revois la joie profonde d'une de mes malades, cliente, jusqu'ici toujours trompée quoique jamais lassée, de toutes les médications, de toutes les spécialités, de tous les spécialistes, tant était grand son désir de voir arrêter ce mal qui, d'une marche trop visible et trop sûre, lui rongeait lentement le nez. L'application pendant vingt-quatre heures de deux tubes de Radium avait suffi à cicatriser tout cela ; elle avait trouvé après vingt-quatre heures de traitement la guérison qu'elle cherchait depuis huit ans.

Dans les angiomes plans, les angiomes en tumeur, les nævi pigmentaires, c'est-à-dire en bon langage dans les envies, les taches de vin, les grains trop gros pour être « de beauté », dans les cicatrices exubérantes, reliquats disgracieux des longues suppurations des adénites cervicales, etc..., on aura recours au Radium, mais ici la résistance aux radiations est grande ; il faut s'armer de patience, répéter les séances. La technique est délicate d'obtenir un résultat esthétique sans brûler la peau.

Adénites chroniques. — Nul organe n'est peut-être aussi sensible à l'action du Radium que le ganglion lymphatique malade, qu'il s'agisse de ces grosses « glandes » qui bossèlent le cou des enfants lymphatiques *(adénite tuberculeuse, adénite chronique)* et qui, à la longue, se fondent en d'interminables suppurations suivies de vilaines cicatrices ; qu'il s'agisse de ces grosses adénopathies du cou, de l'aisselle, de l'aine, d'origine lymphadénique ou d'origine leucémique. C'est un étonnement toujours renouvelé que de constater leur rapide disparition. J'ai dans mon dossier des lettres de médecins qui disent toutes en substance ou à la lettre : « Le traitement a produit chez mon ou ma malade un résultat vraiment merveilleux. » Là encore j'étais en présence de ces malades que le médecin voit sans enthousiasme revenir dans son cabinet pour demander un plus efficace remède alors que déjà la liste de ceux que la thérapeutique préconise est épuisée ; de ces malades qu'en désespoir de cause on adresse à la nouveauté comme on les adresserait au miracle.

Si la foi, qui transporte les montagnes, pouvait les guérir de leur mal, on ne devrait plus voir courir vers tous les sanctuaires hydrothérapiques et suivre religieusement les plus sévères régimes cette théorie d'eczémateux, de prurigineux, de psoriasiques chroniques, dont la ténacité à chercher la guérison n'a d'égale que la ténacité du mal.

Il leur reste un remède à essayer, et celui-ci, enfin, ne les trompera pas. Le Radium, dont par ailleurs les radiations γ vont à travers la peau faire fondre les tumeurs, et dont les radiations α et β brûlent l'épiderme comme le ferait un vésicatoire, employé ici d'une certaine façon, pendant une durée et avec un dosage appropriés, afin de ne mettre en jeu que l'action stimulante et néo-formatrice, le Radium, sans qu'il soit besoin d'aller à Londres, va blanchir ces rougeurs, ces efflorescences, ces croûtes, ces suintements, supprimer ces démangeaisons.

La radiumthérapie intégrale. — Je ne voudrais pas allonger la liste des emplois thérapeutiques du Radium. Il n'est pas une panacée; son action sur l'organisme malade s'explique par les lois générales de la physique et de la biologie. Mais il est un domaine où son action, aujourd'hui à peine connue et étudiée, sera demain prépondérante : c'est le domaine de la médecine interne. Le Radium, que nous venons de voir à l'œuvre par ses applications locales, est susceptible d'une action profonde dans l'intimité des tissus. Lorsqu'il coulera dans nos veines, lorsqu'il pénétrera dans la lymphe nourricière, lorsqu'il viendra au contact de la muqueuse respiratoire, ce corps singulier, en perpétuel devenir, dont une parcelle infime suffit à projeter dans l'espace un front d'ondes matérielles qui se comptent par millions, avec des vitesses inouïes, dont une parcelle infime suffit à électriser, « ioniser » l'air ambiant (la présence de 1/50 millionième de gramme suffit à décharger l'électroscope à feuille d'or), ce générateur spontané et inlassable de forces, d'électricité, de chaleur, d'effets bio-chimiques, produira dans notre organisme des effets modificateurs puissants. Déjà, ces actions intra-corporelles sont entrevues et quelques-unes connues. Dans la leucémie ou anémie progressive, maladie jusqu'ici inexorable; dans l'anémie pernicieuse progressive, dont le pronostic est fatal; dans l'anémie simple, les injections intra-veineuses de sels radio-actifs ont donné des améliorations telles qu'on n'en avait jamais vu. J'en ai personnellement des exemples remarquables.

Ne voit-on pas aujourd'hui attribuer à la radio-activité, cette fée mystérieuse des sources, tous les effets bienfaisants des eaux. Qu'il me soit permis à ce sujet de manifester mon étonnement profond de voir cette hypothèse acceptée comme un dogme par tels et tels médecins qui témoignent une hostilité marquée et l'incrédulité d'un Thomas qui ne voudrait pas être convaincu, en présence d'un fait très réel et nullement hypothétique : l'action locale des Radiations.

Les limites d'action thérapeutique du Radium. — L'avenir est au Radium; non seulement au Radium en chirurgie, mais à la Radiumthérapie intégrale. Il a aujourd'hui quelques apôtres et beaucoup de contempteurs. Mais il poursuit sa carrière, non pas en inondant de torrents de lumière ses obscurs blasphémateurs, mais en dispensant à des malades de plus en plus nombreux les bienfaits de sa radiation invisible. Toutes les fois qu'on l'applique, on n'a pas un succès, mais, dans l'appréciation d'une médication, il faut considérer trois facteurs : le remède, le malade, le médecin.

Le Radium doit à sa puissance cinétique et à son pouvoir ionisateur la possibilité de produire des actions biologiques, que la physiologie et l'anatomie pathologiques expérimentales ont déterminées déjà d'une façon précise. Ces actions biologiques expliquent ses effets thérapeutiques. En dehors de cette action, son emploi est inutile ; on peut dire en cela qu'il est

« spécifique ». Si vous voyiez employer du sérum antidiphtérique dans un cas de méningite où c'est au sérum antiméningoccocique qu'on doit avoir recours, iriez-vous proclamer la faillite des sérums ?

Quant au malade, il ne doit pas avoir dépassé, sur la route de la maladie, cette borne au delà de laquelle il faut abandonner tout espoir de retour. Lorsque le mal, répandu jusqu'aux confins, a saisi toute la substance de l'organisme, plus rien ne fera relâcher son étreinte.

Et maintenant, envisageant le troisième facteur, le médecin, je m'expliquerai sans euphémisme et restriction, car je crois en conscience que c'est là l'écueil le plus sérieux à éviter. Le Radium se défendra contre ses ennemis, mais ne pourrait-il pas succomber de l'amitié soudaine de trop zélés amis ? Je fais miennes les paroles suivantes du Dr C. W. Hanford (de Chicago) : « Il est naturel que l'expérience et l'observation complète des malades traités permettent seules d'obtenir de bons résultats dans l'emploi d'un agent aussi puissant que le Radium. A cause de son apparence innocente, plusieurs médecins ont cru que, sans expérience du dosage et de la durée et des autres conditions du succès, ils pouvaient placer n'importe quel tube de Radium n'importe où et n'importe comment, un nombre d'heures indéterminé, inconscients des résultats malheureux qui les attendaient. Ils ont été surpris, lorsque la réaction a fait son apparition quelque dix jours plus tard, de constater une destruction des tissus là où une application bien faite aurait simplement produit un peu de rougeur de la peau. Aussi je suis certain d'être d'accord avec tous les Radiumthérapeutes en écrivant que chaque cas devrait être vu par un médecin familiarisé avec les radiations. » (*Radium-Magazine*, juillet 1920.)

Des dangers du Radium. — Un remède aussi actif que le Radium ne saurait être manié par qui n'aurait pas acquis la connaissance parfaite de son action sur les tissus et les organismes vivants. D'autre part, tout n'étant pas encore nettement connu des actions biologiques des corps radio-actifs, le médecin le plus averti, le plus versé dans sa spécialité, se trouve quelquefois devant des éventualités déconcertantes. Mais précisément parce qu'il connaît son ignorance et la possibilité d'incidents imprévus, ce médecin agira toujours avec une prudence calculée. Au contraire, le manque d'expérience ou paralyse l'action ou rend trop audacieux ; de telle sorte que, par crainte de l'inconnu, ou bien on n'atteint pas les doses nécessaires ou bien, inconscient du danger, on hasarde une application là où il aurait fallu s'abstenir. La radiumthérapie exige une spécialisation stricte chez un médecin déjà pourvu d'une instruction scientifique étendue, d'un jugement correct, à la fois inné et perfectionné par l'éducation clinique. Les facilités apparentes d'application des tubes de Radium sont un dangereux traquenard. Cela fait songer à quelqu'un qui trouverait très facile, en effet, de faire partir des trains s'étant muni du sifflet du chef de gare, et qui lancerait des voyageurs vers les plus épouvantables catastrophes par ignorance des horaires et des directions. Il ne faudrait imputer au Radium ni des méfaits qui ont leur origine dans l'ignorance de ceux qui l'ont employé, ni ces méfaits mêmes que le plus instruit n'évite pas à l'heure actuelle parce que le champ de nos connaissances n'est pas tout à fait défriché. Il ne viendrait à l'esprit de personne de demander la suppression de la morphine d'entre les médicaments usuels parce qu'on a vu survenir des cas de mort soit du fait de personnes inexpérimentées qui avaient employé une dose trop forte, soit parce qu'une dose tout à fait normale n'a pas été supportée par un malade prédisposé à l'intoxication.

Il s'est créé dans l'esprit du public une notion erronée qui éloigne peut-être du Radium beaucoup de ceux qui bénéficieraient de son emploi : on croit généralement, parce qu'une confusion regrettable est née entre l'action des rayons X et l'action du Radium, que le Radium brûle et que ses brûlures sont graves. On ne verra jamais, sous l'action du Radium, se produire ces lésions insidieuses et progressivement mortelles, dites brûlures par rayons X ou radio-dermites, qui ont conduit tant de médecins — et quelques malades aussi — à la mort. Les brûlures par action du Radium ne sont jamais graves, elles se réparent avec une facilité surprenante et sans presque laisser de cicatrice. Néanmoins, un dosage trop élevé pendant un temps trop long ou une insuffisance de filtration des rayons peuvent amener des plaies désagréables et d'assez longue durée.

Voici une série de faits beaucoup plus troublants dont quelques-uns sont arrivés à des spécialistes avertis.

Une femme est atteinte d'une grosse tumeur du sein dite lympho-sarcome. Sous l'influence du Radium, la tumeur diminue rapidement de volume, mais brusquement, un mois après l'application, la malade succombe à une espèce d'empoisonnement aigu. Une femme est atteinte d'un sarcome ulcéré du sein ; une application de Radium est suivie de l'ablation de la tumeur ; localement on obtient une guérison parfaite, mais la patiente dépérit lentement et meurt. Ainsi, dans un cas, empoisonnement aigu, mort rapide ; dans l'autre, empoisonnement chronique, mort lente. Dans l'un et l'autre cas, la tumeur a fondu sous l'action des radiations et a versé dans le torrent circulatoire, les produits de cette fonte sont toxiques, on dit que ce sont des hétéro-albumines.

Voici une autre série de faits :

Un malade a été traité par plusieurs séances de rayons X sur un cancer ulcéré de la face ; la guérison a paru suivre, mais, sous la peau cicatrisée, des bourgeons profonds n'ont pas tardé à reparaître avec une vitalité accrue. Le Radium, essayé, paraît un moment mater le mal; effet passager, arrêt momentané : le mal reprend brusquement et brutalement sa marche et. comme sous un coup de fouet, envahit les ganglions voisins. — Une malade a subi des séances de rayons X pour se guérir d'un lupus, affection défigurante de la face et très tenace ; après un succès médiocre et la récidive, elle vient au Radium. Mais, dans ce cas, une application de Radium à faible dosage suffit à provoquer une brûlure intense, tout à fait différente, par sa marche progressive et par sa ténacité, des brûlures du Radium, mais tout à fait comparable aux radio-dermites X. Il importe donc de savoir qu'il n'est pas bon de combiner les deux traitements par rayons X et par rayons γ sur la même lésion et sur le même point de la peau. L'action préalable des rayons X a constitué pour les cellules une accoutumance au rayonnement qui rend l'action des rayons γ non seulement inefficace mais même dangereuse.

Ces quelques exemples, qui n'épuisent pas la question, font bien comprendre combien l'emploi du Radium est délicat et avec quel soin il faut peser sa décision avant de le mettre en œuvre. Notre confiance dans les bienfaits du traitement ne doit pas en être ébranlée. Il faut se persuader que l'expérience est le facteur le plus important du savoir : c'est au médecin spécialisé, et depuis longtemps, qu'il faut s'adresser. Défends ta peau... contre le Radium... manié par une main inexperte. Fais confiance au Radium entre des mains exercées.

CONCLUSION

Le Radium, appliqué à l'art de guérir, quoiqu'il n'ait pas encore donné la mesure de son pouvoir et de ses bienfaits, est le progrès le plus remarquable que la médecine ait fait au cours de ses dernières années.

Du milliard de radiations qui en un vol incessant et avec une vitesse inconcevable bombardent l'espace où est plongée la substance radio-active, une faible quantité seulement est utilisée : ce sont les rayons γ ou radiations ultra-pénétrantes. Elles ne constituent que le centième de la radiation totale. Mais toute cette énorme énergie perdue que sont les radiations α et β trouvera, un jour prochain, son emploi en médecine. Déjà l'utilisation des eaux radio-actives thermales dans lesquelles la radiation α agit seule nous achemine vers une thérapeutique nouvelle : la cinématisation des milieux intimes. La particule α ou atome d'hélium, gaz inerte, apporte dans l'intimité des tissus et l'y abandonne sa force vive et son pouvoir ionisant.

Ne pensons pas néanmoins que la douleur et la maladie vont disparaître du monde comme sous l'effet d'un talisman ou par suite d'un miracle journellement renouvelé. Prenons, par exemple, le cancer, dont la guérison serait le plus grand bienfait que nous apporterait le Radium, quoique l'action des radiations ne se limite pas, tant s'en faut, à cette thérapeutique. Sur 100 personnes atteintes de cancer, 80 se présentent au traitement trop tard pour qu'on puisse compter sur la guérison définitive. Beaucoup mourront donc encore malgré le Radium, mais quelques-unes dont la mort était certaine récupéreront la santé : ce résultat est déjà suffisant, cette victoire sur la maladie est déjà assez belle. Pourquoi briser l'idole parce que le succès n'aura pas toujours répondu à nos désirs : c'est primitif et enfantin. Parce qu'on vous a dit que certains pouvaient guérir, vous avez compris que tous allaient guérir, et parce que ce que vous vous imaginiez ne s'est pas produit, vous criez à la tromperie ! Pour le bien qu'il fait, malgré le bien qu'il ne peut faire, gardons notre foi intacte au Radium guérisseur. D'ailleurs, malgré les dénégations et malgré les doutes, ce « soleil sans éclat », cette « lumière noire » poursuivra sa carrière triomphale. Innombrables quoique invisibles ses rayons inonderont de leurs bienfaits ses plus obscurs blasphémateurs. *E absconso sole renovatio !*

Après avoir dressé cet acte de foi et d'espoir, qui puise dans les résultats déjà acquis sa large justification, il faut exprimer un regret : la France, créatrice et initiatrice, la France de Curie et de Dominici, reste trop en arrière dans l'effort vers le progrès en thérapeutique radio-active. Ce sont deux Français qui ont semé l'idée, mais le gros des travailleurs qui cultivent et moissonnent ce champ merveilleux est ailleurs.

Tandis que le public anglo-saxon, par exemple, a été familiarisé avec le traitement au Radium par des articles de vulgarisation publiés dans la presse quotidienne par une saine réclame faite autour des Instituts du Radium[1], le public français, dans sa généralité, est encore, quand on parle de Radium, à s'imaginer quelque merveilleux talisman, redoutable comme l'inconnu. Il se trouve même certains, dont quelques médecins, pour penser et pour dire qu'il n'y a là que bluff, fumisterie, charlatanisme. *Alas ! poor yorick !* hélas ! pauvres gens ! Il faut donc entreprendre avec zèle l'œuvre de persuasion ; amener au Radium par une croisade inlassable ceux trop nombreux dans les villes et dans les campagnes qui gardent contre lui des préventions et des préjugés qu'on leur a inculqués et qu'ils répètent sans se rendre compte. Quand on a ce grand avantage d'avoir la raison pour soi, il faut se dévouer à faire patiemment la conquête de l'opinion.

Pour en revenir au cancer, si le Radium n'a pas vaincu le

1. Le Radium-Institute de Londres a soigné dans le cours de l'année 1919 7,163 malades et le Radium-Institute de Manchester a soigné 4,125 malades.

cancer, il a guéri des cancéreux et il en guérira bien davantage quand la radiumthérapie aura perfectionné sa technique et quand les médecins spécialisés se seront eux-mêmes perfectionnés dans leur art. Peut-être lorsque nous aurons hissé jusqu'au sommet la pierre qui terminerait l'édifice, une découverte viendra plus belle encore, un sérum guérisseur sera trouvé qui rendra inutile la thérapeutique radio-active et inutiles nos efforts. Alors, nous abandonnerons sans regret cette tâche. La mine d'où l'on exploite le Radium n'est pas la mine d'exploitation de la souffrance humaine. « La foi qu'on a eue ne doit pas être une chaîne ; on est quitte envers elle quand on l'a soigneusement roulée dans le linceul de pourpre où dorment les dieux morts. » (Renan, *Prière sur l'Acropole.*) — Mais même dans le cas où le champ de la thérapeutique anticancéreuse serait fermé à son action, le Radium n'aura pas terminé son rôle en médecine. Nous savons déjà qu'il occupe le premier plan dans le traitement du fibrome utérin et de bien d'autres affections. Il a été fait trop de pas en avant dans le domaine de la biologie normale et pathologique pour penser que tout ce travail n'aboutira qu'à une impasse et à l'abandon. Ce n'est pas une époque qui semble de plus en plus résoudre la matière et la vie en des forces en mouvement qui se détournera de cette voie vraiment scientifique et conforme à sa tournure d'esprit, de la thérapeutique par les vibrations élémentaires qu'est l'énergie radiante. Si la vie est mouvement et que la maladie en soit une perturbation, une déviation, une exagération ou une déficience, n'est-il pas rationnel d'y appliquer, pour les redresser, les réparer ou les suppléer, un mouvement antagoniste. Or, où l'Esprit agite-t-il davantage la Masse que dans les substances radio-actives ?

Le Radium, en thérapeutique, a devant lui le plus brillant avenir ; pendant de beaux jours encore, il mettra ses services au service de l'humanité.

Le domaine de la radiumthérapie. — Voici la nomenclature des principales maladies dans lesquelles le traitement par les radiations γ a été employé :

MALADIES DE LA PEAU

Epithélioma cutané, ulcère cancéreux de la face.
Epithélioma des lèvres.
Taches de vin ou angiome plan, nævus plan.
Taches pigmentées avec poils ou nævi pigmentaires.
Envies ou angiomes en tumeur.
Eczéma sec chronique, psoriasis.

Prurigo (démangeaisons sans lésion apparente).
Cicatrices exubérantes ou chéloïdes.
Lupus tuberculeux et lupus érythémateux.
Adénites tuberculeuses du cou.
Adénites des leucocythémies ou des lymphadénies.
Hypertrichose ou excès de poils.
Acnées.

MALADIES CHIRURGICALES

Cancer du sein.
Cancer de la langue, de la bouche, de l'amygdale.
Cancer du rectum.
Cancer de la vessie.
Sarcomes et lymphadénomes.

MALADIES GYNÉCOLOGIQUES ET MALADIES GÉNITO-URINAIRES

Cancer de l'utérus.
Fribrome de l'utérus.
Métrites hypertrophiques et salpingo ovarites chroniques non suppurées.
Cancer de la vessie.
Cancer de la prostate.
Hypertrophie de la prostate.

CANCERS PROFONDS

Cancer de l'œsophage.
Cancer du larynx.
Cancer de l'intestin.
Cancer des ganglions pelviens.

Pour ces cancers, il faut, par une intervention chirurgicale, mettre la tumeur en évidence pour y placer les tubes de Radium.

OCULISTIQUES

Hémorragies de la rétine, tritis rhumatismales, taches de la cornée.
Cataracte au début.

MALADIES GÉNÉRALES

Leucémie, lymphadénie, goitre exophtalmique.

Albi, Imp. Coop. du S.-O. — 21-1150

www.ingramcontent.com/pod-product-compliance
Lightning Source LLC
LaVergne TN
LVHW012020160826
845678LV00002B/939